ACTION ET INDICATIONS

DE LA

TEMPÉRATURE EN HYDROTHÉRAPIE

PAR

Le Docteur COUETTE

Communication faite à la Société des Sciences médicales.

LYON
ASSOCIATION TYPOGRAPHIQUE
Rue de la Barre, 12. — F. Plan, directeur.

1894

ACTION ET INDICATIONS

DE LA

TEMPÉRATURE EN HYDROTHÉRAPIE

PAR

LE DOCTEUR COUETTE

Communication faite à la Société des Sciences médicales.

LYON
ASSOCIATION TYPOGRAPHIQUE
Rue de la Barre, 12. — F. PLAN, directeur.

1894

ACTION ET INDICATIONS

DE

LA TEMPÉRATURE EN HYDROTHÉRAPIE

Je rappellerai tout d'abord, parce que c'est un peu la raison d'être et la cause première de ma communication actuelle, que dans un précédent travail (1) j'avais étudié en détails l'*Action thermique des applications hydrothérapiques*. Par une série méthodique d'expériences personnelles j'étais arrivé à certains résultats, d'où je déduisais certaines conclusions physiologico-thérapeutiques, que je ne rappellerai pas ici, mais qui étaient alors, je crois pouvoir le dire, tout à fait inédites.

Non pas certes que j'émette la prétention d'avoir découvert que le résultat final, au point de vue thermique, d'une application froide est l'*hypothermie*; mais si chacun pensait bien (quand on prenait la peine d'y songer), si chaque expérimentateur démontrait facilement que l'eau froide soustrait, que l'eau chaude cède du calorique à l'organisme, les phases et les détails du phénomène n'étaient pas fixés le moins du monde. On s'en occupait peu, d'ailleurs; et les volumineux traités, comme les simples mémoires isolés, ou bien n'en parlaient pas, ou bien effleuraient le sujet en passant, sans même l'effeuiller : la chose était d'un évidence si enfantine qu'on n'y attachait nulle importance, qu'on n'en voulait tirer aucune conclusion. Je crois même que le mot *action thermique* n'avait pas encore été employé.

(1) Étude expérimentale sur l'action thermique de l'eau froide en applications hydrothérapiques. In *Lyon Médical*, 1886.

Eh bien ! cette question dont personne ne parlait, il me semble qu'on en parle trop aujourd'hui, du moins dans le monde spécial des médecins hydropathes. Elle paraît vraiment y avoir fait trop de chemin, puisque certains vont jusqu'à faire jouer à l'*action thermique* un rôle prépondérant, exclusif : c'est un abus déplorable, contre lequel je tenais à venir protester, en tant surtout que promoteur principal de la notion d'*action thermique*, subissant les charges de cette paternité.

C'est ainsi que, dernièrement, recevant l'aimable visite d'un très distingué confrère de la Suisse centrale, je l'entendais avec étonnement me parler à tout propos de l'*action thermique* ; j'avoue même avoir eu un petit chatouillement d'amour-propre, mais très court, car ma pointe de vanité recevait une douche sédative en apprenant que c'était là le résultat, non pas de la lecture du *Lyon Médical*, mais de l'enseignement de Winternitz. Je me consolai en pensant que Winternitz semblait avoir fortement infléchi son enseignement du côté de l'*action thermique*, et que j'avais, en tous cas, l'honneur d'être là dessus en communion d'idées avec le célèbre professeur viennois.

Mais c'est surtout mon sympathique et distingué confrère de Divonne, le docteur Bottey, que je vais être obligé de viser dans le cours de ce travail : qu'il me pardonne des critiques purement hydrothérapiques, car elles n'enlèvent rien à l'estime personnelle.

Je possède du docteur Bottey diverses brochures postérieures à mon mémoire ; dans toutes il y a une profusion incroyable des mots *action thermique*, *réaction thermique*, *hypothermie*, etc. La notion d'*action thermique* imprègne chaque page de ces brochures, et chaque phrase prouve qu'elle occupe le premier rang dans l'esprit de l'auteur.

Cette surabondance d'expressions thermiques n'a par elle-même, et en théorie, qu'une minime importance ; il n'en est pas de même des conclusions pratiques que le docteur Bottey croit pouvoir en tirer. Dans un mémoire de 1892, où mon confrère étudie et apprécie les diverses formes d'applications hydrothérapiques (1), il semble vraiment que l'action hypothermisante soit le critérium de l'efficacité d'une douche. A chaque page revient cette idée, et l'on trouve, basées làdessus, des choses étonnantes dont je ne veux retenir et citer que deux :

Page 11, on lit : « La douche fraîche, à 18°-20°, ne provoquant pas, à durée égale, la même hypothermie dans l'organisme ne présente *absolument aucun intérêt pratique* et doit être *rayée de l'arsenal hydrothérapique.* » L'ostracisme est dur pour cette malheureuse eau fraîche, et l'on ne s'étonne pas si, quelques lignes plus loin, la douche tempérée n'est pas mieux jugée : « Quant à l'abaissement de la chaleur animale produit par cette douche (28°-30°), il est pour ainsi dire nul.... *Pour ces raisons*, ce procédé doit être également *banni de la thérapeutique hydriatique.* »

Ces citations, qu'on pourrait multiplier, qui n'ont rien de tronqué et ne déparent nullement le sens général du mémoire, montrent dans quelle exagération est tombé le docteur Bottey.

Ses expériences personnelles confirment d'ailleurs en grande partie mes propres résultats. Une première discordance portait sur l'action des frictions sur la descente de la température centrale : elle a disparu, car, en 1888, une annotation à la page 33 d'un mémoire sur l'*action et la réaction en hydrothérapie*, reconnaissait loyalement que l'opinion défendue en 1886 était erronée. Nous divergeons également sur le fait de l'ascension initiale de la température centrale, que j'ai *toujours* observée, et que le docteur Bottey n'a rencontrée que 16 *fois sur* 34 *expériences*. Il en conclut simplement que les choses se passent tantôt d'une façon, tantôt d'une autre, et ajoute : « Il n'est pas exact de prétendre, comme le fait le docteur Couette dans un travail très consciencieux sur l'action thermique, que la température subit toujours une oscillation d'abord et rapidement ascen-

(1) Bottey : Hydrothérapie et neurasthénie. Extrait de la *Revue d'hygiène thérapeutique*, 1892.

dante. » Cette affirmation négative repose sur une pétition de principe, car une seule chose est prouvée ici, c'est que l'un de nous se trompe. Est-ce moi, avec des résultats toujours concordants, ou le docteur Bottey avec 16 oui ballottés par 18 non, sans que nous sachions bien pourquoi.

A priori, on doit admettre qu'il existe une loi ou des lois régissant les oscillations thermiques sous l'influence de l'eau froide. Ces lois ne peuvent faillir par hasard, par simple caprice de leur part, mais seulement quand des conditions expérimentales les mettent en opposition avec d'autres lois qui les infirment ou les annulent.

Ce sont ces conditions expérimentales accidentelles qu'il eût fallu chercher, car elles existent incontestablement, et l'esprit se refuse à admettre que, toutes choses égales d'ailleurs, dans des expériences analogues, il puisse y avoir tantôt élévation, tantôt abaissement de la température centrale. Mais peut-être cela tient-il simplement à ce fait que le docteur Bottey note la température 5' seulement après la douche : dans ces conditions, je comprends le résultat constaté, car j'ai montré que si l'ascension thermique initiale est constante, elle est aussi de très courte durée.

D'ailleurs le docteur Bottey reconnaît implicitement, un peu plus loin, que je ne me suis pas trompé, puisqu'il adopte la courbe thermique que j'ai publiée dans le *Lyon Médical*, et qui comporte cette ascension initiale. Il est vrai que mon confrère la fait sienne en y adaptant deux appellations qui, pour moi, prouvent simplemeut qu'il en a méconnu la signification, et qu'il a confondu la courbe de la température *centrale* avec celle, toute différente, de la température *totale*.

Il appelle ce qui est au-dessus de la ligne normale *action thermogène*, et ce qui est au-dessous *action frigorigène*. Or j'ai démontré, et je répète ici, que l'ascension thermique *centrale* n'est pas plus le fait d'une thermogénèse initiale, que l'hypothermie celle d'une psychrogénèse finale. Bien plus, je montrerai plus loin que c'est tout l'inverse, qu'il y a hypothermie *totale* tout d'abord, puis thermogénèse réparatrice.

Mon explication physiologique du phénomène est tellement juste qu'elle m'a depuis permis de comprendre, de prévoir même, nombre de détails expérimentaux, observés par d'autres, comme l'action des frictions, de l'exercice musculaire, de la température extérieure sur la descente thermique. Je maintiens donc mes conclusions.

J'avais à cœur également de vous dire que ma pensée avait été mal interprétée dans une œuvre magistrale, aujourd'hui classique, et dont s'honore l'école lyonnaise, le magnifique *Traité de thérapeutique* de M. le professeur Soulier. S'il m'était permis, au milieu des remerciements que je ne saurais trop prier l'auteur de vouloir bien agréer, pour avoir, au chapitre *Hydrothérapie*, inséré de si nombreux et si bienveillants emprunts à mon mémoire, dont il reproduit les principales conclusions, s'il m'était permis, dis-je, de glisser un tout petit reproche, ce serait d'avoir écrit quelque part que « pour M. Couette, l'hydrothérapie froide « est essentiellement une cure par le froid (psychrothérapie) ».

Mais non, ce n'est pas pour moi essentiellement une cure par le froid; sans doute, cela agit par le froid, mais c'est avant tout une cure par l'hygiène.

Et, par Hygiène, je n'entends pas ici cet ensemble de petits moyens, de petites précautions, de préceptes banals qui, pour le public, constituent habituellement l'hygiène individuelle, l'hygiène à la portée de toutes les intelligences et dont le résultat final est si souvent inverse de celui qu'on espérait.

Pour moi, l'Hygiène est bien plutôt l'ensemble des méthodes préventives ou curatives qui mettent en jeu, successivement ou à la fois, chacune des fonctions de l'organisme, pour ramener physiologiquement à la normale celles qui s'en écartent, fortifier celles qui faiblissent, diriger et soutenir celles qui tendent à se dévoyer, sans, pour cela, introduire dans l'organisme, comme disait Peter, « aucun médicament, j'allais dire poison ! »

Sous ce rapport, l'hydrothérapie froide est vraiment la méthode par excellence; et cela, non pas parce qu'elle hypothermise, mais bien parce qu'elle excite, perturbe, fortifie toutes les fonctions.

Le titre seul de mon mémoire a pu me faire attribuer cette opinion qu'hydrothérapie = psychrothérapie, et je reconnais que le contenu, fidèle au titre, ne parlait guère que de l'*action thermique*.

Pourtant, si j'avais ainsi volontairement choisi et limité mon sujet, c'est que j'estimais que, dans le champ broussailleux et à peine défriché de la physiologie hydriatique, l'*action thermique*, par sa nature physico-physiologique, prêtait tout spécialement à des recherches expérimentales, lesquelles serviraient de base solide à l'étude ultérieure des autres modes d'action de l'hydrothérapie; c'est aussi parce que, dès 1849, le professeur Richet écrivait : « Quelle est « la température de la partie soumise au froid ? Chose sin- « gulière, jusqu'à présent personne n'a songé à la rechercher ! » Et cette réflexion était restée vraie, malgré Fleury, malgré Delmas, malgré nombre d'autres expérimentateurs.

En limitant mon sujet à l'étude de l'*action thermique* je n'avais donc voulu rien préjuger sur l'ensemble de la physiologie hydrothérapique, ni surtout faire supposer que l'action thermique était l'action prépondérante, exclusive de l'hydrothérapie; je m'empresse même de déclarer que, pour moi, l'action sur les fonctions cardio-pulmonaires, nutritives, et surtout d'innervation, est bien plus importante.

Mais je passe, convaincu qu'aucun médecin, pas même le docteur Bottey, ne songe à mettre en pratique cette boutade qu'il faut « rayer de l'arsenal hydriatique », les douches qui n'hypothermisent pas assez, ou que celles qui hypothermisent le plus sont les meilleures !

Non, la température de l'eau n'est pas l'unique facteur de l'hydrothérapie, et tous les organismes n'aspirent pas, pour s'améliorer, à des soustractions répétées de calorique; à preuve que l'eau froide aggrave parfois des accidents qui seront guéris par l'eau tempérée; à preuve aussi que la facilité et la rapidité d'une guérison sont sans proportion avec l'hypothermie produite.

Toutes les températures peuvent être utilisées en hydrothérapie : il n'y qu'à savoir s'en servir à propos. Si l'eau froide devient habituellement la grande favorite des médecins hydropathes, au point de leur faire presque oublier ses sœurs plus modestes et moins hypothermisantes, les eaux tiède et chaude, cela tient à son action plus nette, à ses indications beaucoup plus fréquentes. Peut-être aussi l'abus des prescriptions, *par simple pusillanimité du malade ou du médecin*, de ces eaux tiède et chaude amène-t-il chez le médecin spécialiste, par une propension toute humaine, une réaction en faveur de l'eau froide, cette chimérique terreur des gens qui ont toujours peur de « *prendre froid* ».

Il faut bien reconnaître en effet que si certains disent : « Hors de l'eau froide, pas de salut ! » d'autres tombent dans l'excès contraire, et prescrivent trop souvent avec une certaine indifférence la température de l'eau à employer, presque avec autant d'indifférence qu'une cure thermale de complaisance. J'ignore si la substitution d'une station thermale à une autre présente de graves inconvénients ; ce que je sais bien, c'est que les eaux froide, tiède et chaude ont une action physiologique, des indications thérapeutiques distinctes, parfois opposées, et qu'il y a toujours inconvénient à ne pas tenir compte de ces différences.

C'est pourquoi j'ai cru bon de venir exposer ici *l'action et les indications de la température de l'eau*, en faisant abstraction, qu'on veuille bien ne pas l'oublier, des autres facteurs de l'hydrothérapie : durée, pression, forme des applications.

ACTION PHYSIOLOGIQUE DE LA TEMPÉRATURE EN HYDROTHÉRAPIE.

On a journellement l'occasion dans les établissements spéciaux de constater quelle étrange idée on se fait habituellement dans le monde de l'action de l'hydrothérapie. Il semble que l'eau, agent unique de la méthode, jouisse de propriétés fondamentales, toujours les mêmes ; celles-ci pourraient varier dans de certaines limites, *en quantité mais non en qualité*, sous l'influence des conditions accessoires de l'application, spécialement de la thermalité, mais sans qu'il y ait jamais distinction tranchée dans le mode d'action et les résultats thérapeutiques. D'où il suit que le mot hydrothérapie, sans adjectif modificateur du substantif, veut tout dire, et que l'expression *prendre des douches* sans acception de thermalité, est devenue synonyme de *suivre un traitement tonique* et *fortifiant pour les nerfs*, selon l'expression consacrée. Comme corollaire, le choix de la température à employer n'est plus qu'une question de posologie ; et l'on voit des malades, bien décidés à faire de l'hydrothérapie tonique, réclamer dans ce but de l'eau tiède ou chaude, au moins pour débuter, comme d'autres, très sensibles aux remèdes, réclament de faibles doses médicamenteuses.

La sensation, relativement pénible, produite par l'eau froide est bien pour quelque chose dans ces idées : on croit si volontiers ce qu'on désire vivement ! Mais ce qui contribue surtout à les enraciner, ce sont les prétendus dangers inhérents à la méthode, dangers qui seraient proportionnels à l'action, c'est-à-dire à la froideur de l'eau.

Partant de là, on se représente l'eau froide comme éminemment tonique, perturbatrice et efficace ; mais cette action presque brutale ferait toujours courir aux malades plus ou moins de dangers, et elle devrait pour cela être réservée aux robustes, aux *risque-tout* et aux acclimatés.

Avec l'eau tiède, on irait certes moins vite vers la guérison ; mais son action plus douce la ferait préférer aux délicats et aux prudents qui, aimant mieux aller moins vite pour arriver sans encombre, se résigneraient à l'avance à compenser son peu d'efficacité par une prolongation de traitement.

Quant à l'eau chaude, elle aurait le minimum d'action tonique ; elle serait un diminutif de l'eau tiède, comme celle-ci était un succédané de l'eau froide ; mais elle aurait l'avantage de n'offrir absolument aucun danger à ses adeptes, et conviendrait par suite aux débiles, aux hyperexcitables, en un mot à tous ceux qui, fabriquant peu de calorique, sont sous la menace perpétuelle du *prendre froid.*

Le plus vulgaire bon sens, la plus élémentaire observation de chaque jour devraient pourtant montrer que tout cela est erroné, on pourrait même dire l'inverse de la vérité. Est-il donc besoin, en effet, d'être grand clerc pour s'apercevoir journellement que les effets locaux et généraux des applications froides, tièdes et chaudes sont tout différents ? Faut-il par suite être grand logicien pour ne pas admettre que les résultats thérapeutiques puissent avoir de l'analogie ? Et pourtant qui de nous n'a eu maintes fois l'occasion de reconnaître ces idées dans la confidence des appréhensions individuelles ou familiales à l'égard de l'eau froide !

Il n'y aurait pas grand mal, si ce n'étaient là que des erreurs théoriques ; mais, en pratique, de telles idées, d'autant mieux enracinées qu'elles ont été sucées avec le lait, pour ainsi dire, nuisent énormément à un traitement rationnel, quand elles ne le rendent pas impossible.

Sans parler, en effet, de la lenteur curative bien compréhensible des applications tièdes ou chaudes, quand l'eau froide est franchement indiquée, il faut bien savoir que les applications thermales, plus que les froides, prédisposent à certains petits malaises ou accidents pendant la réaction ; ceux-ci font dire *qu'on a pris froid*, et ajouter aux débutants : « *Que serait-ce si c'eût été de l'eau froide !* » Eh bien ! je dois répondre qu'avec l'eau froide il ne se serait probablement rien produit, en vertu de cet axiome hydrothérapique, paradoxal en apparence, et trop souvent méconnu, que : *Après l'eau froide on a chaud, après l'eau chaude on tend à avoir froid.*

Ces incidents réactionnels, d'ailleurs sans importance, ne laissent pas d'inquiéter les malades et leur entourage ; joints aux minces résultats curatifs d'un traitement irrationnel, ils les découragent. Aussi, s'il était possible d'établir la statistique des personnes que rebutent les difficultés du début d'un traitement hydrothérapique, je crois qu'on trouverait, toutes proportions gardées, un plus grand nombre de débutants à l'eau tiède qu'à l'eau froide. J'avais donc raison de dire que ces idées erronées pouvaient avoir de déplorables conséquences pratiques; et si mon plaidoyer actuel en faveur, *non pas de l'eau froide*, mais de la *distinction nécessaire à établir entre les diverses températures de l'eau*, pouvait avoir sur cet état d'opinion une efficacité en proportion des convictions raisonnées qui l'ont dicté, j'aurais fait œuvre utile.

Avant d'aborder en plein mon sujet, je dois poser la question d'une façon que je crois inédite, mais fort rationnelle pourtant. Fallait-il, comme on l'a toujours fait, se baser sur le degré thermométrique de l'eau pour classifier les températures au point de vue de leur action physiologique et thérapeutique? En d'autres termes, celle-ci est-elle proportionnelle aux chiffres du thermomètre? Oui et non; oui, d'une façon générale, si l'on considère un même sujet; non, si l'on prend deux sujets différents, parfois deux maladies différentes.

Chacun sait qu'une même eau détermine des sensations d'intensité fort variable selon les personnes; qu'elle peut sembler froide en été, attiédie en hiver; que la sensation varie aussi selon l'état des régions du corps qui la perçoivent, les parties habituellement découvertes étant plus sensibles au chaud et moins au froid : toutes causes d'erreur dans l'établissement d'une relation régulière entre les chiffres du thermomètre et les effets physiologiques à observer.

Remarque dernière et peu connue : si, pour l'eau froide, la température de l'eau qui frappe le patient est bien à peu près celle qui sort de l'appareil, il n'en est plus de même avec l'eau chaude. Du doucheur au douché, l'eau chaude se refroidit et par conductibilité de l'air ambiant, et par vaporisation rapide. Aussi son refroidissement est-il fort variable, et dépend de la température de l'air, de l'hygrométrie atmosphérique, de la distance de projection de l'eau, et surtout de son état de division.

Mes expériences à cet égard m'ont prouvé que l'eau d'une douche chaude en pluie, qui a 43° au sortir de la pomme d'arrosoir, n'a plus que 41° à la distance de 1 mètre, plus que 38° à 3 mètres, tandis qu'en jet plein cette même eau a encore 42° à 1 mètre et 41° à 3 mètres de distance. Mes expériences ayant été faites dans une atmosphère chaude et saturée, absorbant mal le calorique par conséquent, on peut juger de l'écart qui existerait dans un milieu froid et sec, quand l'eau chaude a non seulement à échauffer l'air ambiant, mais surtout à fournir la vapeur nécessaire à cet air, dont la limite de saturation se trouve subitement décuplée.

Une réflexion à cet égard et en passant : un thermomètre à l'origine d'une douche, dans une installation hydrothérapique, n'est guère qu'un trompe-l'œil. D'abord il est inutile pour les douches froides et pour celles à température invariable que l'on peut toujours et fort simplement déterminer à l'avance avec un thermomètre ordinaire ; pour les douches à température variable, il est matériellement impossible à un doucheur sérieux de surveiller les oscillations de ce thermomètre en même temps que diriger le jet d'une douche dont la durée est toujours relativement fort courte ; enfin ses indications seront très irrégulièrement inexactes, quant à la température réelle de l'eau qui agit sur le patient ; elles varieront du commencement à la fin de la douche, selon la forme de celle-ci, selon la distance de projection, selon aussi qu'on aura donné, antérieurement et dans la même salle, une douche chaude ou froide. Pour une main exercée, la meilleur appréciation de la température de l'eau est la sensation de chaleur fournie par l'armature métallique d'une douche : il y a l'eau qui attiédit la lance, celle qui la chauffe, celle qui la surchauffe, enfin celle qui brûle la main. C'est très empirique, si vous le voulez, mais très pratique, et surtout très facilement appréciable, même pour les divers degrés de froideur de l'eau.

Pour toutes ces raisons, j'ai cru ne pouvoir me baser sur les chiffres du thermomètre pour classifier l'action de la température. D'ailleurs, à la réflexion, n'est-il pas étrange qu'on s'obstine à vouloir mesurer des actes physiologiques avec un instrument de physique ? L'hydrothérapie n'étant en somme que la production méthodique et systématique de réflexes physiologiques par un phénomène physique, sans proportionnalité absolue entre la cause et ses effets, les indications d'un thermomètre peuvent sans doute servir d'élément d'appréciation ; mais on doit logiquement concevoir que la véritable unité de mesure de *phénomènes physiologiques* ne saurait être qu'un *acte physiologique*, et c'est, selon moi, la *sensation* perçue.

On peut admettre, d'une façon presque absolue, que l'action des applications hydrothérapiques est *proportionnelle à la sensation produite*, beaucoup plus qu'à la température réelle de l'eau. C'est le cas de répéter cette phrase des récents paradoxes thermométriques d'Onimus : *Le thermomètre a tort, la sensation a raison.*

Cette simple notion est féconde en aperçus nouveaux ; elle nous aide entre autres à comprendre non seulement l'égalité ou l'inégalité d'action d'une seule ou de plusieurs températures, mais aussi la variabilité d'action de l'hydrothérapie selon les saisons, certains résultats de l'accoutumance, etc.

Nous basant donc sur la sensation produite, nous établirons, pour l'étude de l'action hydrothérapique, trois classes distinctes :

1° Les eaux qui déterminent une sensation de *froideur*.

2° Celles qui déterminent une sensation neutre ou de *tiédeur*.

3° Celles qui déterminent une sensation de *chaleur*.

Les premières sont de température plus ou moins inférieure à celle de l'enveloppe cutanée (eaux tempérées, fraîches, dégourdies, froides et très froides) ; les secondes sont de température sensiblement égale à celle de la peau (ou légèrement inférieure, car, à température égale, l'eau paraît un peu chaude) ; les troisièmes enfin sont de température plus ou moins supérieure à celle du tégument (eaux chaudes, très chaudes et brûlantes). Pour toutes, c'est la différence de température qui provoque la sensation thermique et les actes réflexes physiologiques ; on pourrait les appeler eaux *hypothermales*, *isothermales* et *hyperthermales*.

Remarquons que, s'il y a des degrés dans la froideur ou la chaleur de l'eau, il n'y a qu'une seule eau tiède, située à l'intersection des deux autres.

Dans la catégorie des eaux, soit hypothermales, soit hyperthermales, la sensation produite est fondamentalement et toujours analogue ; aussi l'action physiologique est-elle la même en *qualité*, le degré de chaleur ou de froideur de l'eau réglant seul en partie sa *quantité*. Hâtons-nous de dire que *quantité*, et parfois *qualité* d'action, peuvent être modifiées par des facteurs autres que la thermalité, comme la pression, la durée, la forme des applications, surtout l'idiosyncrasie individuelle, le tempérament hydrothérapique de chacun, pour ainsi dire.

De tout cela, qu'il me soit permis de tirer en passant deux petites conclusions : d'abord, que la relation des expériences hydrothérapiques devrait mentionner, à côté et au-dessus du chiffre thermométrique de l'eau, le degré de la sensation produite ; puis, d'autre part, qu'il est bien difficile de prescrire à l'avance la température exacte de l'eau à employer, dans l'incertitude où l'on est de la *quantité de réaction* qui sera produite, et qu'il serait préférable de formuler, à simple titre d'indication préalable : eau froide, très froide, fraîche, tiède, chaude ou très chaude.

ACTION DE LA FROIDEUR DE L'EAU.

Le rôle de la froideur de l'eau en hydrothérapie est fort complexe, difficile à débrouiller, car il demande à être dégagé de celui des facteurs collatéraux, et, en somme, assez mal connu.

Ce n'est pas que les travaux physiologiques manquent

sur cette question ; malheureusement il semble que presque toujours on ait eu pour but d'étudier l'action du *froid* en général, surtout vif et prolongé. Puis, et par analogie seulement, on concluait à l'action de la froideur dans les applications hydrothérapiques usuelles, c'est-à-dire courtes et plus ou moins froides.

Ce n'est pourtant pas du tout la même chose ; et, croyez-le bien, la distinction que je fais ici, dès à présent, n'a rien de byzantin. Très grande en effet est la différence d'action hydrothérapique des applications courtes ou prolongées ; les premières ont pour but et pour résultat principal de provoquer une *réaction physiologique*, tandis que les secondes tendent toujours plus ou moins à limiter, endiguer ou étouffer cette réaction. Les unes sont surtout excitantes, hypersthénisantes et hypernutritives ; les autres sédatives, hyposthénisantes et résolutives.

Dans les traités d'Hydrothérapie, c'est pourtant et presque toujours l'action du froid vif et prolongé que l'on décrit et sur laquelle on se base, au chapitre de la physiologie hydrothérapique. Ah ! si la physiologie de la véritable hydrothérapie y était étudiée et développée avec autant de soin que le récit glorieux des cures merveilleuses procurées par l'eau froide, nous serions certes amplement renseignés. Mais chaque expérimentateur semble avoir voulu faire bouchée double, et, comme pour aller plus vite, forçait la dose, étudiait l'action de l'eau très froide et longtemps appliquée, ce qui n'était pas la question.

Que pouvons-nous conclure en effet des expériences de Fleury trempant sa main dans l'eau très froide pendant 15, 20 et 30 minutes, ou encore supportant une douche de 5 minutes, lui qui insiste tant et si justement sur le danger des douches trop longues, sur l'efficacité toujours suffisante des douches courtes ? De celles de Bégin dans la Moselle, ou d'Herpin dans l'Arve, prolongeant leurs expériences jusqu'à l'extrême limite de leur tolérance ?

Magendie, plongeant des lapins et des chiens dans un mélange réfrigérant, et notant de combien s'abaissait leur température avant que mort s'ensuivit, n'avait rien de bien hydrothérapique, on en conviendra.

Voilà pourtant ce qu'on trouve répété dans tout traité d'Hydrothérapie qui se respecte : c'est d'ailleurs la source où j'ai puisé ces renseignements.

Winternitz, à la vérité, autant que me permettent d'en juger mes faibles connaissances en langue allemande, a dirigé plus rationnellement ses expériences ; mais elles se rapportent plus spécialement aux pratiques de l'hydrothérapie allemande (demi-bains avec frictions, enveloppements humides, etc.), si différente, par la longueur des procédés, de l'hydrothérapie française, caractérisée par la vivacité et la rapidité des applications.

Delmas lui-même fait la plupart de ses recherches avec des douches de 5 minutes, ce qui modifie sensiblement les résultats, et, sans doute, les rend si peu démonstratifs.

Aussi faut-il avouer que les notions acquises sont loin de répondre à la somme des efforts dépensés. Il est nécessaire pourtant que l'hydrothérapie suive le mouvement qui tend de plus en plus à baser la thérapeutique sur la physiologie. Celle-ci, mieux connue pour l'eau froide, ne pourrait-elle d'ailleurs nous expliquer, non seulement ces cures merveilleuses dont on exulte, mais encore ces lamentables insuccès dont on ne dit mot, qui engendrent bien à tort le scepticisme, et auxquels on pourrait sans doute espérer porter remède !

Pour moi, je m'en tiendrai à l'étude de l'action du froid dans les applications hydrothérapiques usuelles, c'est-à-dire courtes. Du coup, j'élimine de mon sujet les actions *antiphlogistique*, *sédative*, *résolutive*, etc., produites par les applications prolongées, l'irrigation continue, etc. Ces notions peuvent trouver leur place dans un traité didactique sur l'emploi de l'eau froide en médecine et en chirurgie, mais elles relèvent plutôt soit de la physiologie générale du froid, soit de la balnéation, que de l'hydrothérapie proprement dite. De même pour certains procédés, comme l'*emmaillottement humide*, dont l'action provient bien plus de la chaleur humide, secondairement développée par l'eau froide, que du froid lui-même.

Dans toute application hydrothérapique, froide et courte, il y a à considérer d'abord l'*impression extérieure*, c'est-à-dire les phénomènes physico-physiologiques produits sur l'enveloppe cutanée, qui sont le point de départ et la cause première de tout ce qu'on observera par la suite et qui préparent la *réaction;* c'est ensuite le retentissement immédiat de cette impression, et de la sensation qui en résulte, sur les organes centraux et les grandes fonctions; puis c'est la *réaction physiologique*, c'est-à-dire le mode de retour, d'abord oscillatoire, des fonctions perturbées à la normale, qui précède immédiatement la *réaction organique*, ou récupération lente et progressive de cet état normal par une modification fonctionnelle appropriée de chaque organe. Enfin, pour terminer, nous envisagerons les résultats lointains, lentement accumulés et d'ordre thérapeutique, des applications répétées d'eau froide.

Effets primitifs des applications froides. — Je ne m'étendrai pas sur l'impression physique et les phénomènes cutanés que provoque immédiatement toute application froide : chacun les connaît par expérience, ou peut en lire la description dans un Traité d'Hydrothérapie quelconque. Ils varient d'intensité d'après la froideur de l'eau et l'impressionnabilité individuelle, mais restent toujours analogues, pourvu que l'eau soit *hypothermale.*

C'est en somme une constriction générale du système musculaire lisse cutané, accompagnant une excitation non moins générale des papilles et du réseau nerveux sensitif; d'où ces conséquences directes : pâleur, anémie, durcissement et chair de poule de la peau qui se rétracte; anesthésie relative de la surface tégumentaire, avec sensation intense de refroidissement périphérique.

On a disserté, sans que la question fût de grande importance, pour savoir si le spasme cutané était le résultat direct du contact de l'eau froide, ou un acte réflexe constricteur.

Des moyens purement physiques (percussion, froid, électricité) peuvent certainement mettre en jeu la contractilité musculaire, en dehors de toute excitation nerveuse réflexe. Toutefois, en l'espèce, je pense que l'instantanéité, la généralisation du phénomène en dehors des zones directement intéressées, que sa nature même, puisque cette constriction est déjà un acte vital réactionnel de défense de l'organisme, je pense, dis-je, que tout cela indique plutôt un ensemble d'actes réflexes, provenant peut-être directement des petits ganglions intra-dermiques. Remontant plus haut, l'excitation nerveuse rencontre et impressionne des centres plus importants, qui la réfléchissent plus généralisée.

Quoi qu'il en soit, le contre-coup de ces premiers incidents se fait sentir du côté des centres et par une augmentation hydraulique de la pression sanguine, et par une modification réflexe dans l'état et le fonctionnement des organes. La réplétion sanguine centrale, jointe à l'action sur le pneumogastrique, se traduit par des phénomènes cardio-pulmonaires très appréciables, souvent même mesurables : sensation d'angoisse, de suffocation avec respiration haletante, saccadée, résultat d'un spasme respiratoire ; suspension très courte, par inhibition, des contractions cardiaques, suivie d'un retour tumultueux et irrégulier de celles-ci, avec petitesse, fréquence et dureté du pouls.

Du côté des centres nerveux, il est impossible de préciser ou d'exposer en détails les modifications qui peuvent être produites ; elles sont réelles cependant et des plus importantes, puisque c'est en somme la vibration fonctionnelle des organes nerveux centraux qui se répercute sur l'ensemble de l'organisme pour y déterminer les phénomènes d'abord défensifs réflexes, puis réactionnels qu'on observe.

Concevrait-on d'ailleurs qu'un ébranlement sensitif, tel qu'en produit une application froide générale sur l'ensemble du réseau nerveux cutané, puisse ne pas agir énergiquement sur le centre récepteur de cette sensation, se propager même aux centres voisins, psychiques, excito moteurs et sensitivo-sensoriels, pour perturber plus ou moins le mode de fonctionnement de chacun d'eux ?

Les modifications dynamiques des centres nerveux produites par l'eau froide sont donc indubitables ; elles sont même, selon toute apparence, des plus importantes, bien qu'aucun instrument de mesure ne nous permette de les évaluer avec précision.

Des troubles fonctionnels de nature circulatoire et nerveuse, s'observent également du côté des divers organes intra-abdominaux; mais ils sont mal connus, fort difficiles à observer expérimentalement, et tout ce que nous pouvons en dire, c'est que leur existence, au moins accidentelle, est démontrée par certains incidents d'observation journalière : mictions, évacuations stercorales ou lithiasiques, pertes utérines, etc.

Enfin la calorification centrale subit une oscillation toute particulière sous l'influence de l'eau froide : c'est, pendant l'application même, et comme je l'ai démontré (1), une élévation immédiate et très momentanée de la température centrale. Elle n'est pas, bien certainement, le résultat d'une *thermogénèse instantanée*, comme certains l'admettent, mais bien plutôt du spasme vasculaire cutané qui, supprimant brusquement les échanges circulatoires et par suite caloriques qui s'effectuent habituellement et normalement entre les centres et la périphérie, suspend cette diffusion incessante vers l'extérieur de la température centrale, et, par cela même, élève *par rétention* cette température.

Je résumerai ce que produit tout d'abord une application froide en disant que, sous l'attaque de cette offense extérieure, l'organisme tout entier fait son branle-bas de combat, prend une position de défense physiologique : la peau se cuirasse, s'anémie et s'anesthésie, pour résister mieux à l'impression pénible et protéger le reste de l'organisme contre la soustraction de calorique; le cœur, les poumons, les divers organes suspendent, modifient, renforcent leur fonctionnement afin de répondre aux besoins nouveaux de la situation.

(1) Action thermique de l'eau froide en application hydrothérapique, in *Lyon Médical*, 1885.

Réaction physiologique. — Dès que cesse l'application froide, la scène change d'aspect presque aussitôt; une détente générale se produit, suivie du retour à la normale, d'abord et généralement oscillatoire : c'est la *réaction physiologique.* Chaque organe quittant sa position défensive propre, il y a autant de petites réactions locales qu'il y a eu de fonctions perturbées.

La *réaction cutanée*, seule visible pour ainsi dire, se traduit par un retour exagéré de la sensibilité et de la circulation sanguine dans la peau : celle-ci rougit plus ou moins vivement, la pression du doigt y laisse une empreinte mate, et il s'y répand une agréable sensation de bien-être, de chaleur et de force ; la légère hyperesthésie papillaire est décelée fréquemment par une sensibilité exagérée aux frictions, parfois aussi par une sensation de chaleur mordicante, si l'application était très froide et sans pression. Les battements du cœur, les mouvements respiratoires se ralentissent et se régularisent en s'amplifiant : la tension artérielle diminue, le pouls devient plein, large, régulier, la respiration facile et profonde.

On peut admettre d'ailleurs que chaque organe, considéré isolément, se comporte comme le cœur et les poumons, c'est-à-dire traduit sa réaction propre par plus d'ampleur et de régularité dans son fonctionnement.

Cette période de *réaction physiologique* amène une chute rapide de la température centrale. En effet, dès que cesse le spasme vasculaire cutané, c'est-à-dire aussitôt après l'application froide, ou pendant sa durée même, si elle est suffisamment prolongée pour dépasser la puissance contractile des vaisseaux, le sang réafflue à la peau refroidie, y cède de la chaleur et remporte du froid. C'est un dégonflement, pour ainsi dire, du calorique accumulé aux centres au profit de la périphérie, qui s'accomplit par brassage circulatoire, et cesse seulement lorsque l'équilibre normal est rétabli entre les températures centrale et cutanée. Il y a donc baisse rapide tout d'abord, puis plus lente de la température centrale, ce qui n'est pas plus de la *Psychrogénèse* que l'élévation initiale n'était de la *Thermogénèse*, comme le dit à tort mon confrère de Divonne.

Je disais plus haut que le docteur Bottey me semblait avoir confondu la courbe de la température *centrale* avec celle de la température *totale*, qui seule évidemment peut représenter les oscillations de la calorification générale pendant et après les applications froides. Remarquons, en effet, combien ces courbes sont différentes ; elles sont même inverses au début. Ainsi pendant que monte, *par rétention*, la température *centrale*, la température *totale* s'abaisse inévitablement, car il ne peut pas ne pas se produire, et cela dès le premier contact de l'eau froide avec la peau, un échange physique ce calorique, une soustraction de celui-ci pour l'ensemble de l'organisme. D'abord intense et rapide sous l'application froide, cette soustraction se ralentit notablement quand, le spasme vasculaire cutané interrompant les communications, la propagation du refroidissement ne peut plus se faire qu'à travers des tissus mauvais conducteurs. Dès que cesse la cause psychrogène, le contact de l'eau froide, cesse aussi la *psychrogénèse*, et commence presque aussitôt la *thermogénèse* de la réaction.

Celle-ci, par suractivité nutritive et fonctionnelle, produit un excès de calorique non apparent tout d'abord, parce qu'il est noyé dans le grand brassage mélangeur des températures centrale et périphérique, brassage sans influence sur la température *totale*, qui reste en déficit, mais qui fait baisser vivement la température *centrale*, comme nous l'avons vu.

L'équilibre thermique rétabli, la *thermogénèse* devient sensible au thermomètre, parce que le calorique produit en excès n'est plus immédiatement absorbé par la peau refroidie.

Toute application froide engendre donc, au point de vue de la calorification générale, une *hypothermie* immédiate, suivie aussitôt de *thermogénèse* réparatrice, c'est-à-dire exactement l'inverse de ce que décrit le docteur Bottey.

Il va de soi que cette thermogénèse finale s'accompagne

de phénomènes chimiques, nutritifs et dynamiques indispensables à toute production de calorique, à toute transformation de forces : ils font partie de la *réaction organique*.

Réaction organique. — Cette *réaction physiologique*, contre-pied de l'action immédiate de l'eau froide, va s'atténuant peu à peu ; tout rentre dans l'ordre progressivement ; chaque fonction, chaque organe, dans sa sphère d'activité, travaille lentement à récupérer son état normal, ce à quoi l'on n'arrive guère qu'une heure et demie ou deux heures après l'application froide ; c'est ce que j'appellerai la phase de *réaction organique*, celle des modifications insensibles qui, s'opérant dans l'intimité des tissus et des organes, seront pour ceux-ci le substratum solide et nécessaire d'une amélioration fonctionnelle.

Enfin, ce travail latent terminé, que reste-t-il de l'opération ? Rien, ou à peu près, du moins en apparence. Et pourtant il faut bien admettre qu'il en reste quelque chose, ce *je ne sais quoi* d'inappréciable qui rapproche du mieux-être définitif. C'est en effet par la répétition journalière de ces modifications physiologiques passagères, par l'accumulation prolongée de leurs effets momentanés, qu'on rend aux organes l'habitude et le pouvoir de fonctionner mieux, qu'on obtient en somme la grande réaction de l'organisme contre les causes morbides, la *guérison*.

Chaque réaction isolée est comme une séance de gymnastique méthodique, après laquelle on ne saurait certes trouver un changement appréciable dans la force ou le volume des muscles qui ont travaillé ; pourtant, si l'on répète suffisamment de fois cette séance, on finira inévitablement par obtenir une augmentation de volume et de force de ces muscles.

Aussi la réaction physiologique et organique est-elle particulièrement recherchée en hydrothérapie avec son cortège habituel de phénomènes chimiques, nutritifs et dynamiques, parce qu'elle est la raison d'être de la méthode, qu'elle en explique les effets curatifs.

Je résume en deux mots la série des phénomènes provoqués par les applications froides : impression périphérique vive provoquant une sensation perturbatrice d'intensité variable; réflexion de celle-ci et vers la peau d'abord, et vers les organes éloignés ensuite, pour provoquer en chacun d'eux une *mise en défense* par modifications fonctionnelles; cessation de cet état avec la cause productrice, et retour d'abord oscillatoire des fonctions à la normale, suivi d'une récupération lente et assez régulière de cet état normal ; enfin, comme résidu de l'opération, une molécule de guérison, pour ainsi dire.

J'insiste en passant sur ce fait que, tout cela n'étant en somme qu'un ensemble de phénomènes réflexes consécutifs à l'impression périphérique, la corrélation est évidente avec la sensation perçue ; celle-ci est donc bien le critérium véritable de l'action hydrothérapique, et non pas l'hypothermie finalement obtenue. Cette hypothermie, d'ailleurs, jouât-elle un rôle prépondérant, qu'il n'y aurait pour cela rien à rayer de l'arsenal hydriatique ; comme elle n'est que le produit géométrique de la froideur de l'eau par la durée d'application, la conduite à tenir serait même d'une simplicité merveilleuse : jouant arithmétiquement de ces deux facteurs, le médecin avisé pourrait toujours, sa montre dans une main et le thermomètre dans l'autre, obtenir mathématiquement, et avec des variations à l'infini, le résultat cherché.

Mais, je le répète, l'hypothermie n'est qu'un élément, important si l'on veut, de l'action physiologique de l'eau froide, qui reste caractérisée par l'*hyperfonctionnalisme*, c'est-à-dire par l'excitation d'abord, puis l'amélioration des fonctions générales.

ACTION DE LA TIÉDEUR DE L'EAU.

Si les perturbations fonctionnelles étaient toujours et uniquement le but des applications hydrothérapiques, l'eau tiède n'aurait aucune raison de faire partie de la méthode. Avec l'eau exactement tiède en effet, telle que nous l'avons définie, c'est-à-dire isothermale à la peau, la sensation produite est et doit être absolument neutre au point de vue thermique. Et si aucune perturbation sensitive n'est provoquée, il ne peut se produire aucun réflexe physiologique immédiat, par conséquent aucun retour à la normale, aucun phénomène réactionnel consécutif. Aussi, j'aurai vite fait de décrire ce que produit la *Tiédeur de l'eau* (je ne dis pas une *douche tiède*, remarquez-le bien), et je pourrais presque me contenter de dire que l'on n'observe à peu près rien pendant l'application, et pas grand'chose après.

Cependant, pour être neutre au point de vue thermique, la sensation que produit le contact de l'eau tiède n'en est pas moins réelle ; l'impression sur le réseau sensitif cutané, loin d'être pénible et perturbatrice, comme celle de l'eau froide, serait plutôt agréable, et déterminerait comme un sentiment de bien-être périphérique ; la peau semble s'amollir, se dilater par ses papilles, comme en un milieu qui lui plaît ; à une offense extérieure, qui n'a rien de brutal, mais est plutôt agréable, la peau et l'organisme répondent par une attitude bienveillante, si je puis ainsi imager ma pensée. Et c'est là vraisemblablement la cause de la légère sédation que produisent les applications tièdes.

Abstraction faite des résultats pouvant provenir du choc de l'eau, la tiédeur de celle-ci n'a donc qu'une action physiologique immédiate à peine appréciable. Quand cesse l'application, que commence la période improprement appelée de *réaction*, puisqu'aucun organe n'a à réagir, on n'a de même à peu près rien à observer, du moins si l'on sait faire la part de ce qui peut provenir des frictions et manœuvres diverses dont on fait suivre habituellement toute application hydrothérapique.

Si ces pratiques accessoires du traitement sont modérées, si l'eau tiède a été appliquée à un sujet faible, débile, comme c'est malheureusement et irrationnellement le cas trop souvent, que l'exercice musculaire réactionnel soit par suite peu énergique, la tiédeur de l'eau agira presque seule, et l'on observera, non pas cette sensation agréable de chaleur, de bien-être et de force que procure l'eau froide, mais une tendance au calme, sensitif et moteur, un besoin de repos, parfois même de la lassitude.

J'ai dit déjà qu'on pouvait même, à cette période de pseudo-réaction, noter certains malaises, certains petits incidents pathologiques sans importance, qui ne laissent pas toutefois d'effrayer quelque peu les pusillanimes. Le public les désigne en bloc sous l'appellation, qui veut tout dire parce qu'elle ne répond à rien de précis, d'*avoir pris froid!* Ils pourraient bien être dus, en effet, à la légère atonie que produit l'eau tiède sur le réseau sensitif et musculaire lisse de la peau, atonie qui empêche le tégument de réagir assez énergiquement contre les influences morbides et les circonstances physiques du milieu ambiant. Disons tout de suite que la meilleure précaution à prendre contre ces petits accidents est d'insister sur les moyens adjuvants de l'hydrothérapie : frictions, massage, exercice musculaire, dont le résultat physiologique principal est de produire ce que n'a pu faire la tiédeur de l'eau, une légère excitation cutanée et fonctionnelle.

Avant de terminer ce tableau si terne, si vite résumable, de ce que produit l'eau tiède, répétons encore qu'il ne s'applique pas exactement aux pratiques hydrothérapiques, spécialement aux douches dont cet eau est l'agent. C'est que le choc de l'eau, son état de division sous pression, de même que les manœuvres accessoires terminales, ont alors une action toute différente, et généralement plus importante que celle de la tiédeur proprement dite.

ACTION DE LA CHALEUR DE L'EAU.

Comme celle de la froideur, l'action de la chaleur n'a guère été étudiée physiologiquement qu'au point de vue de ses résultats extrêmes ; aussi ce que l'on connaît surtout, c'est l'action des températures ambiantes, hautes et prolongées, le mode et la durée de résistance de l'organisme à ces températures. Mais la physiologie de l'eau chaude en applications hydrothérapiques est à peine ébauchée ; oserai-je même dire que, à part Beni-Barde, promoteur principal des douches chaudes, et surtout écossaises, aucun hydropathe faisant autorité ne semble s'en être occupé physiologiquement.

Une telle omission est peut être excusable chez Fleury, chez Duval, chez tous ceux qui font profession, et le déclarent hautement, de n'employer que l'eau froide, et traitent « d'hydriâtres », de « baigneurs thérapeutes », de vulgaires opportunistes en un mot, ceux qui, moins absolus, croient à l'efficacité, en certaines circonstances, de l'eau chaude, et l'utilisent volontiers le cas échéant. Pour les premiers, les *Psychropathes*, l'emploi du calorique n'est compris et décrit dans leurs livres que comme moyen de sudation (étuves, bains de caisse, bains de sable, emmaillottement sec ou humide, etc.), et leur ostracisme à l'égard de l'eau chaude est sans doute fort raisonnable, en tous cas fort respectable, comme tout ce qui émane de convictions sincères. Cependant on aimerait peut-être, à cette antipathie pour l'eau chaude, voir donner des raisons physiologiques et thérapeutiques sérieuses, au lieu d'une répulsion irréductible, et un peu *a priori*. C'est pourquoi il est regrettable de ne pas trouver en leurs écrits le moindre exposé physiologique de l'action de l'eau chaude en hydrothérapie, d'autant plus que Fleury ne ménageait nullement ses peines pour expérimenter et sur l'eau froide, et sur la sudation à la lampe : cela nous eût certainement plus convaincu que toutes les imprécations du monde.

Quant à Beni-Barde, chef de file des *Psychrothermopathes*, son chapitre sur l'action de la chaleur est certainement fort intéressant, quoique un peu trop consacré à l'étude de la chaleur en général. Il parle bien de l'action hydrothérapique de l'eau chaude, mais c'est presque exclusivement au point de vue des douches écossaises, c'est-à-dire des effets que produit la transition du chaud au froid sur la peau. A tel point que Duval relève malignement cette phrase de Béni-Barde que « dans les opérations avec l'eau chaude il y a à considérer : 1° l'application chaude ; 2° l'application froide. » Ce sont d'ailleurs les effets révulsifs cutanés que Béni-Barde envisage à peu près exclusivement.

Bottey, qu'on pourrait croire fort ennemi de l'eau chaude puisqu'il bannit même l'eau fraîche, en théorie du moins, semble pourtant fort partisan des douches écossaises. En un long chapitre, il divise et décrit leurs effets qui sont tantôt simplement révulsifs, tantôt révulsifs et toniques, tantôt sédatifs et toniques. Il décrit même la double douche écossaise qui pourtant n'a rien de bien nouveau, en pratique tout au moins. Mais, dans ce long et intéressant chapitre, je ne trouve pas la description physiologique de l'action de l'eau chaude en hydrothérapie.

Nous voyons que cette action est, sinon mal connue, du moins peu ou pas étudiée ; aussi, n'en raisonnerons-nous que par analogie théorique d'abord, ensuite par expérience journalière.

Il faut distinguer, au point de vue de l'action immédiate, l'eau modérément chaude et l'eau très chaude, celle qui est à la limite de tolérance de l'organisme. Il faut savoir également qu'avec l'eau chaude, les facteurs hydrothérapiques, tels que la pression, la division de l'eau, la durée d'application peuvent en pratique modifier singulièrement les résultats que produirait la chalenr envisagée isolément : c'est que leur action particulière est souvent de sens inverse de l'action du calorique, tandis que, avec l'eau froide, tout est généralement synergique.

L'eau *modérément chaude* produit des effets assez analogues à ceux de l'eau tiède, mais plus nettement accusés. C'est ainsi que la sensation périphérique, au lieu d'être vaguement agréable, l'est franchement. La chaleur répandue à la peau procure un sentiment de bien-être, qui s'accompagne presque comme après l'application froide, d'une certaine amélioration fonctionnelle des organes principaux, mais sans aucun trouble perturbateur. C'est ainsi qu'on observe pendant l'application chaude plus d'ampleur, avec facilité fonctionnelle, des mouvements circulatoires et respiratoires, un pouls large et régulier, une respiration profonde et bien rythmée.

Mais tout cela, n'ayant pour durée que la durée même d'application de l'eau chaude, perd ainsi de son importance thérapeutique, et ce qui domine incontestablement dans les effets plus permanents de l'eau chaude, ce sont les résultats déterminés sur l'enveloppe cutanée. Celle-ci, en outre de la sensation agréable dont elle est le siège, présente une légère hyperesthésie de surface, nullement douloureuse, plutôt même analgésique que je ne saurais mieux comparer qu'à l'action d'un cataplasme sur une douleur lancinante ; en même temps un peu de dilatation parétique des fibres lisses glandulaires et vasculaires, amène une congestion plutôt veineuse qu'artérielle de la peau, avec teinte rouge lilas, et non rosé vif, comme après l'eau froide. Enfin le derme semble dilaté, ramolli, comme par imbibition de son réseau nervoso-sanguin.

Si l'eau est *très chaude*, elle détermine tout d'abord, comme l'eau froide, un spasme vasculaire cutané, défense réflexe de l'organisme contre l'agent hyperthermisant extérieur, qui empêche le transport rapide du calorique de la périphérie aux centres par circulation sanguine. Aussi la congestion sanguine centrale qui en résulte, jointe à l'action sur le pneumo-gastrique de l'excitation nerveuse périphérique, fait qu'on observe tout d'abord, en pareil cas, du côté des fonctions cardio-pulmonaires, des phénomènes assez analogues à ceux que produit la première impression de l'eau froide : suspension, puis petitesse, fréquence et irrégularité du pouls, respiration haletante, saccadée, dyspnéique.

Mais cela ne dure que quelques instants : ce sont des *effets de surprise* qui font place bientôt aux effets propres de la chaleur, tels que nous les avons décrits plus haut, et qui sont alors d'autant plus accusés que la température de l'eau est plus élevée. Plus aussi l'eau est chaude et plus rapidement le patient est envahi par un malaise progressif, bientôt insupportable, et qu'accroît la buée chaude qui monte et l'environne : je crois pouvoir l'attribuer à l'élévation croissante et rapide de la température du corps, surtout centrale, qui, en tous cas, joue certainement ici un rôle important.

En effet, s'il est si difficile en pratique de faire supporter une douche très chaude et générale, enveloppante pour ainsi dire et sans répit, pendant plusieurs minutes ; si la limite de tolérance de l'organisme pour l'eau chaude est si limitée, comparativement du moins avec celle pour l'eau froide, à tel point qu'au-delà de 38°-40° une différence de 1° en plus ou en moins est chose très appréciable pour le patient, qui souvent en ressent aussitôt des malaises manifestes, cela tient sans aucun doute à ce que la chaleur, provoquant et maintenant la béance des capillaires cutanés, laisse les centres sans protection aucune contre la surélévation thermique que produit inévitablement l'eau chaude. Or chacun sait d'ailleurs qu'une hyperthermie centrale, même minime, se traduit rapidement par des phénomènes cardio-pulmonaires, nerveux surtout, qui sont loin d'être d'importance négligeable, puisque, en certaines affections fébriles, et en dehors de la gravité inhérente à la nature même de la maladie, ils constituent parfois à eux seuls tout le danger de la situation, et imposent les indications immédiates de la thérapeutique.

C'est encore cette raison qui nous explique que, pour faire supporter une douche très chaude et prolongée, il faille avoir soin de procéder par fractionnement, par applications courtes et répétées, séparées par des intervalles de repos et de refroidissement cutané.

C'est pour cela également qu'il est si difficile, pour ne pas dire impossible, de se conformer strictement dans la pratique journalière, aux indications thermométriques précises de la température à employer. En outre des presque impossibilités d'ordre matériel, dont je parlais précédemment, on ne peut guère en effet connaître à l'avance la limite exacte de résistance de chacun à la chaleur, par suite sa tolérance, qui variera dans d'étroites limites pour chaque individu, mais sera parfois fort différente d'un individu à un autre.

Tels sont les effets immédiats et primitifs des applications chaudes.

Pendant la période qui suit l'application, période improprement dite de *réaction*, et qu'on devrait tout au moins appeler de *réaction passive*, pour être conforme à l'interprétation physiologique des faits, il y a continuation de l'épanouissement, de la béatitude (qu'on me passe cette expression) du réseau nervoso-sanguin cutané, si aucune influence extérieure ne vient troubler la situation. La sédation nerveuse qu'on observe alors, et qui semble bien être la conséquence de cet état du système nerveux périphérique, se traduit par un sentiment de calme, de repos, mais d'un calme adynamique frisant la lassitude et l'abattement.

Les fonctions, qui n'ont pas été perturbées violemment comme par l'eau froide, n'ont par suite pas à réagir vivement ; aussi c'est peu à peu et lentement que se fait leur retour à la normale : le réseau vasculaire cutané, parésié et dilaté par la chaleur, se resserre progressivement ; le réseau sensitif, moins chaudement irrigué, transmet une impression de froid relatif qui, pour peu qu'une cause extérieure, comme le froid, vienne l'exagérer, peut aller au frissonnement, à l'accès fébrile en miniature, avec ses malaises habituels et ses troubles respiratoires et circulatoires. C'est alors qu'on pourrait dire avec quelque raison qu'on a *pris froid !* mais il faudrait remarquer en même temps que c'est après l'eau chaude.

Du côté des grandes fonctions, c'est également un retour graduel à la normale qu'on observe ; l'amplitude plus grande des mouvements et l'amélioration fonctionnelle, constatées sous l'application chaude, continuent donc en s'atténuant peu à peu, et il faut reconnaître que, jusqu'ici, les résultats physiologiques de l'eau chaude n'ont rien que de fort heureux pour l'organisme.

Tout cela, d'ailleurs, est en général d'autant plus prononcé que l'eau était plus chaude. Avec l'eau très chaude toutefois, on observe plus spécialement la persistance de l'état parétique des vaisseaux cutanés, d'où les effets révulsifs très accusés qu'on obtient, surtout si une forte percussion a joint son action à celle de la chaleur.

Chose curieuse, avec l'eau très chaude également, il semble que les malaises accidentels de la réaction soient moins fréquents qu'après l'eau modérément chaude : cela tient peut-être à la passagère stimulation cutanée que détermine tout d'abord une température élevée et qui permettrait à la peau de réagir plus efficacement contre les influences extérieures. A part cela, je le répète, c'est le degré de chaleur de l'eau, ou plutôt de la *sensation* chaude, qui règle l'intensité des phénomènes.

Mais l'étude et la courbe de la calorification vont nous donner le graphique et la description fort exacte de ce qui, à un point de vue de physiologie générale, se passe du côté de toutes les fonctions : exagération rapide, puis ralentissement progressif.

Au premier contact de l'eau chaude, la peau absorbe une certaine quantité de calorique dont elle cède immédiatement une fraction variable aux organes centraux par l'intermédiaire de la circulation sanguine. Aussi, au sortir de l'eau chaude, on observe toujours une élévation de la température centrale, parfois assez considérable, de 0°,5 par exemple après une douche peu chaude de 3 minutes, et qui est en tous cas proportionnelle à la température de l'eau, à la durée d'application et à l'impressionnabilité individuelle.

Au sortir de l'eau chaude, et pendant quelque temps, la circulation sanguine continue à charier vers les centres une partie du calorique accumulé à la périphérie : d'où surélévation, mais plus lente, de la température centrale. Bientôt l'équilibre thermique est rétabli, l'hyperthermie générale est uniformément répartie ; alors commence la descente graduelle de la température *centrale*, jusqu'à récupération parfaite de l'état normal, qui n'a lieu que longtemps après, 1 heure 1/2, parfois 2 heures.

L'eau chaude produit donc, comme on peut le remarquer,

sur la calorification générale, tout l'inverse de l'eau froide : il y a dès le début élévation de la température *totale* du corps, et cette *hyperthermie* passive n'est pas de la *thermogénèse*. Puis, dès que cesse l'application chaude, pendant que monte encore un peu la température centrale par brassage de celle-ci avec la température périphérique surchauffée, le mélange des deux, c'est-à-dire la température *totale* commence déjà à baisser : c'est alors non pas de la *psychrogénèse*, mais de l'*hypothermogénèse*, qui, bien qu'immédiate, ne devient sensible au thermomètre qu'à partir du moment où l'équilibre thermique est rétabli entre les centres et la périphérie.

Il faut admettre tout naturellement que cette *hypothermogénèse* réactionnelle, résultat général principal, au moins par sa durée, des applications chaudes, s'accompagne de phénomènes chimiques, nutritifs et dynamiques qui expliquent les effets hyponutritifs, hypothénisants et hypofonctionnels de ces applications : c'est l'inverse de la *thermogénèse* réparatrice qui suit l'eau froide.

On peut remarquer d'ailleurs, par ce que nous venons d'exposer, que les résultats physiologiques de l'eau chaude sont, point pour point, l'inverse de ceux que produit l'eau froide : sensations éprouvées pendant et après, troubles nerveux et circulatoires de la peau, phénomènes cardio-pulmonaires, caloriques et nutritifs, tout est renversé. De telle sorte qu'on peut dire que l'*action immédiate* de l'eau froide ressemble à la *réaction de l'eau chaude*, et l'*action immédiate* de l'eau chaude à la *réaction de l'eau froide*.

En résumé, l'eau chaude produit, par son action sur le système nervoso-sanguin cutané, une sédation générale et locale, avec atonie et congestion passive de la peau, celle-ci pouvant aller à la révulsion si l'eau était très chaude. Du côté des grandes fonctions, il y a tout d'abord amélioration et amplitude plus grande, qui peuvent se continuer ensuite, mais toujours en s'atténuant peu à peu. Aussi répéterai-je que la courbe schématique de la calorification générale est un excellent graphique descriptif de ce qui se passe de ce côté : ascension rapide (amélioration fonctionnelle), puis descente graduelle (ralentissement fonctionnel).

INDICATIONS DE LA TEMPÉRATURE.

Elles découlent tout naturellement de l'action physiologique que je viens d'exposer. Aussi pourrai-je être bref, n'ayant plus rien à démontrer, mais seulement des conclusions à formuler, pour ainsi dire.

Qu'on me permette toutefois, et pour commencer quelques réflexions générales préjudicielles sur tout traitement hydrothérapique rationnel, et sur la nature des indications que l'on peut émettre à cet égard.

Peut-on et doit-on faire l'exposé de ces indications en envisageant successivement chaque forme morbide, ou même chaque division du cadre nosologique, pour montrer quelle température convient à tel cas déterminé ? Je ne le pense pas ; d'abord parce que ce serait presque impossible, vu le nombre indéfini des formes morbides ; ensuite parce que, le pourrait-on, cela serait sans grande utilité, car on peut répéter, en hydrothérapie, cette vérité clinique générale qu'on n'a pas des maladies à soigner, mais des malades.

Peut-être même, à ce propos, ne serai-je pas bien hérétique en disant qu'à la rigueur peu importe l'étiquette officielle, plus ou moins orthodoxe, dont on décore une maladie : s'il s'agit de la traiter par l'hydrothérapie, et si le médecin en connaît les origines, en comprend la nature anatomo-physiologique, s'en explique bien les symptômes apparents par les lésions organiques ou les troubles fonctionnels dont il entrevoit l'existence, on peut être sûr qu'il verra juste au point de vue des indications générales à remplir, et sera guidé rationnellement pour choisir et manier à propos les diverses formules de l'hydrothérapie. Ce que Ribes exprimait de la façon suivante : « Le premier besoin est de connaître le mode physiologique du malade, le degré et l'état de ses forces, tout ce qui répond à sa nature personnelle ; vient ensuite celui d'établir l'indication thérapeutique, c'est-à-dire le genre de changement qu'il conviendrait d'introduire dans l'affection dont il est atteint, afin de déterminer le genre d'effet qu'il faut demander à l'eau froide. »

Ces indications, ces « genres de changement » qu'il convient d'obtenir, se rapportent, en hydrothérapie comme dans toutes les branches de la thérapeutique, soit à l'état général, soit à l'état local des malades, au terrain qui porte et engendre les accidents, ou aux accidents eux-mêmes. En un mot, la thérapeutique hydriatique peut être *fondamentale,* ou *symptomatique:* la rendre symptomatique sans cesser d'être fondamentale, s'attaquer à la cause première, au terrain, en même temps qu'agir sur les accidents locaux, serait l'idéal: la cure, en pareil cas, deviendrait facile et brillante. Malheureusement il est loin d'en être ainsi, les indications générales et locales ayant trop souvent un côté contradictoire, qui rend presque impossible de réaliser leur union.

C'est, par exemple, une jeune fille languissante, anémique, que l'eau froide guérirait sans doute ; mais son système nerveux débilité, en état de «faiblesse irritable», fait craindre que, au début tout au moins, elle ne puisse supporter impunément cet agent : il peut en effet exaspérer momentanément son éréthisme nerveux. C'est encore un névralgique, rhumatisant avéré, tout indiqué pour un traitement à l'eau chaude, si cela ne devait pas nuire à son état général.

Il y là un écueil parfois difficile à éviter, et généralement fort ennuyeux au début d'un traitement; mais il y a aussi, pour le médecin traitant habituel, une excellente occasion d'user de sa légitime influence. Mieux que tout autre, il est en situation d'encourager son client, de lui faire comprendre qu'il est impossible d'obtenir à la fois des choses contradictoires, l'excitation de ceci en même temps que la sédation de cela; que d'ailleurs, à tout prendre et faute de mieux, il est préférable de s'attaquer à la cause première des accidents, plutôt qu'à des symptômes, pénibles à la vérité, mais souvent ondoyants et instables : le résultat final, pour être plus lent, n'en sera que plus durable.

Le parti le plus sage, souvent d'ailleurs imposé par la situation, consiste donc dans la tactique suivante : agir sur le terrain porteur des accidents, pour le modifier peu à peu, en même temps que ménager dans la mesure du possible, par certaines modulations dans l'application hydrothérapique, les symptômes locaux. Pour ce faire, des tâtonnements de début seront presque inévitables, même avec le doigté délicat et savant que peut seul donner une longue pratique journalière ; souvent même le plus expérimenté n'échappera à un échec que s'il est soutenu par le médecin ordinaire du malade.

C'est que celui-ci, beaucoup mieux que le spécialiste, toujours un peu suspect de prêcher pour son saint en pareil cas, pourra faire comprendre les lois générales de la thérapeutique, qui enseignent qu'une médication d'ordre hygiénique est naturellement et fatalement une médication lente, à longue échéance quant à ses effets généraux définitivement acquis. Il montrera que si l'on obtient parfois certains résultats immédiats, ou du moins fort rapides, après quelques séances hydrothérapiques, ces résultats sont toujours et purement *symptomatiques*, c'est-à-dire de simples modifications fonctionnelles, d'ordre physiologique, instables et disparaissant peu après leur cause productrice, semblables en cela à ce que produisent souvent les substances médicamenteuses. Mais modifier un terrain, améliorer un tempérament défectueux, redresser un état général déformé, est toujours chose longue, car l'hydrothérapie, si elle est *l'huile de foie de morue des nerveux, des asthéniés de toutes sortes*, demande, comme ce médicament chez les strumeux, à être employée longtemps et avec persistance, pour en obtenir tout le résultat qu'on est en droit d'en attendre.

En tous cas, qu'il me soit permis de le dire ici, rien n'est funeste à la bonne conduite d'un traitement comme d'ajourner un malade après quelques séances hydrothérapiques d'essai, car c'est lui donner le fol espoir d'une amélioration tangible trop rapide, lui préparer une désillusion, qui précédera de peu le découragement.

Cette longue digression faite, je reviens à la question des

indications de la température en hydrothérapie. Je disais plus haut qu'il était impossible et inutile d'entrer dans le détail de leur exposé, parce qu'on ne saurait affecter à l'avance, et d'une façon déterminée, telle température à telle maladie, qu nd on ignore les cas particuliers qui peuvent se présenter, avec leurs variations à l'infini. La seule chose que l'on puisse faire, c'est de traiter la question à un point de vue général, en envisageant seulement le résultat général que l'on veut obtenir: excitation ou sédation, hyper ou hyponutrition, hyper ou hyposthénie, congestion ou révulsion, etc.

Sous ce rapport, j'ai conscience d'avoir peu de choses bien nouvelles à vous apprendre: les desiderata de l'état physiologico-pathologique de vos malades étant de vous parfaitement connus, je n'aurai à faire qu'une sorte d'adaptation, au passage, des notions cliniques courantes, aux règles plus spéciales et moins connues de l'hydrothérapie. J'ajoute même que, si je rappelle ici ces notions générales, c'est parce que l'essentiel est, comme toujours, moins de savoir que d'appliquer à propos.

Indications de la froideur da l'eau. — Ces indications sont des plus nettes et des plus fréquentes. En dehors des applications froides prolongées, dont l'action est toute différente, et dont nous n'avons pas à nous occuper ici, on peut dire que l'eau froide, excitatrice et perturbatrice des fonctions, convient toutes les fois qu'il y a lieu de stimuler la torpeur et l'asthénie de celles-ci, d'améliorer la nutrition et le fonctionnement des organes : l'*hyponutrition* des tissus, l'*hyposthénie* des organes, et l'*hypofonctionnalisme* en général sont donc les indications ordinaires et principales de l'eau froide.

Dans le cadre de l'*hyponutrition* il y a lieu évidemment de ranger, non seulement les cas d'alanguissement, de débilitation, où les ingesta sont manifestement insuffisants (anorexiques de tous ordres), mais encore ceux où les ingesta sont mal élaborés, mal assimilés (dyspeptiques divers), ou encore incomplètement oxydés et transformés dans les tissus, qu'ils encombrent de produits résiduels (obèses, goutteux, diabétiques, etc.).

L'eau froide influence favorablement et souvent assez rapidement tous ces états; s'il en est de tenaces, l'expérience nous apprend que cela tient à ce fait qu'ils dépendent, non pas de simples troubles fonctionnels, mais de lésions anatomo-pathologiques contre lesquelles l'hydrothérapie est naturellement impuissante; ou bien de troubles fonctionnels anciens, dont la déviation physiologique invétérée est devenue une seconde nature; ou bien encore d'un système nerveux détraqué, hystérisant, qui, par exemple, ne *veut pas* manger, du moins quand on le voit, et éprouve un secret et malsain plaisir à se sentir l'objet des attentions, du désespoir, parfois d'une certaine admiration de tout un entourage.

A toutes ces catégories de malades l'hydrothérapie convient cependant, mais ne peut donner, pour ainsi dire, que ce qu'elle a. Il faut bien savoir en effet que si une lésion anatomique non régressive n'est nullement influencée par l'eau froide, l'état général du porteur pourra toutefois sensiblement s'améliorer; et vraiment, n'est-ce pas là le but unique et la seule ambition des médications toniques en une foule de circonstances? Quel médecin, bien souvent, oserait espérer mieux, et ne se déclarerait amplement satisfait d'un tel résultat? Quant aux déformations physiologiques et fonctionnelles chroniques, l'eau froide agit manifestement sur elles, mais lentement; il faut, en pareils cas, ne pas oublier que la lenteur de la guérison est proportionnelle à l'ancienneté des accidents, à la raideur dans la fausse position et aux néoformations qui peuvent la maintenir, pour employer une comparaison chirurgicale rendant bien ma pensée.

Pour ce qui est des jeunes hystériques, dont le détraquement nerveux porte surtout sur le système moral, sur le *vouloir*, il est incontestable que les mille riens journaliers de l'existence familiale font plus de mal que l'hydrothérapie ne peut leur faire de bien. Aussi l'isolement, comme mesure d'hygiène spéciale, doit-il s'allier tout d'abord à l'hydrothérapie, qui reste la médication fondamentale de ces états.

L'*hyposthénie* et l'*hypofonctionnalisme* sont encore, avons-nous dit, les indications générales de l'eau froide. Toutes les fois que l'excitant physiologique d'une fonction, l'influx nerveux, a perdu de son énergie, que la pile qui fournit le courant commence à s'épuiser, la stimulation immédiatement produite par les applications froides sera la bienvenue. De même encore lorsque le mécanisme des organes se meut avec difficulté, que les rouages sont engorgés, il y aura lieu de recourir à l'excitation, au débrayage que détermine l'eau froide.

On obtient ainsi des résultats favorables, immédiats mais tout momentanés : c'est alors que la répétition journalière de ce mieux-être passager s'impose, si l'on veut arriver à la guérison.

En dehors de ces indications tenant à l'état général, on peut avoir pour but d'obtenir certains effets locaux, par la réunion, habituellement pratiquée, de l'action de la pression à celle de la froideur de l'eau. Je ne pourrai énumérer ici que les principaux de ces effets. C'est, par exemple, une dérivation sanguine avec excitation fonctionnelle médullaire, en promenant le jet de la douche le long de la colonne vertébrale ; une contraction, par une douche en lame, des parois musculo-membraneuses des organes abdominaux ; une révulsion des régions hépatique, splénique ou sciatique, par une douche en jet, prudemment dirigée ; une dérivation sanguine locale et des troubles circulatoires réflexes, à distance, sympathiques pour ainsi dire, du côté du cerveau ou de l'utérus, par des bains de pieds ou de siège, par certaines douches sur les épaules ou les bras.

Dans tous ces cas, dont il serait oiseux d'allonger la liste, l'action de l'eau froide est basée sur ses effets vaso-moteurs, directs et indirects, sur l'excitation locale, nerveuse, circulatoire et nutritive qu'elle détermine.

Les résultats thérapeutiques, des plus variables naturellement, échappent à une classification naturelle. Ce sera, selon les cas, une stimulation fonctionnelle chez les myélasthéniques ; la rétraction stomacale chez les dilatés ; une tendance évacuatrice chez les constipés par atonie intestinale; le dégorgement splénique chez les paludéens, hépatique ou utérin chez d'autres ; enfin la résorption de produits inflammatoires ou l'amélioration nutritive d'un membre atrophié, par suractivité circulatoire et oxydante locale, avec entraînement, élimination ou simple combustion sur place plus rapide des produits de néoformation ou résiduels qui peuvent exister.

Il y a bien encore les effets vaso-moteurs indirects, si curieux et si importants, parfois même quelque peu dangereux, surtout pour le cerveau et l'utérus : mais ils sont encore incomplètement étudiés, et ce que je viens de dire suffit pour montrer quelle foule d'états morbides locaux peuvent être favorablement influencés par l'eau froide.

Comme l'action physiologique, dont ils sont le corollaire naturel, les résultats thérapeutiques qu'on peut obtenir de l'eau froide varient en quantité d'après la sensation froide perçue, ce qui ne veut pas dire que la guérison soit toujours d'autant plus rapide que l'eau est plus froide. Non, car il est avant tout indispensable que l'action des applications hydrothérapiques soit adaptée au tempérament de celui qui les pratique, parfois à la nature de sa maladie, qu'elle soit en un mot *adéquat* aux besoins de la situation.

D'ailleurs il faut rappeler ici que l'action de la température n'est pas tout, et qu'il y a en hydrothérapie d'autres facteurs dont il faut tenir compte. C'est ainsi que la durée d'application, pour ne parler que d'elle, peut, à sensation égale, modifier profondément la quantité, même la nature des résultats. Sous ce rapport, et sans m'étendre sur une question que ne comporte pas mon sujet, je puis formuler ce principe hydrothérapique que *l'excitation générale et les effets vaso-moteurs indirects sont en raison inverse, la sédation générale, la révulsion et l'excitation locale en raison directe de la durée d'application de l'eau froide.*

Indications de la tiédeur de l'eau. — Les indications vraiment médicales de l'eau tiède sont fort rares, et pourtant son emploi est fréquent en hydrothérapie. C'est que, si ses vertus curatives sont des plus anodines, son action morale encourageante est énorme sur les malades pusillanimes qui ont peur à l'avance et de la sensation froide, et des prétendus dangers inhérents à la méthode. Tel qu'il serait presque impossible d'amener à un traitement régulier, d'emblée à l'eau froide, s'y acheminera tout doucement, presque sans protestation, si l'on débute par l'eau tiède, surtout si l'on a soin de ne pas le prévenir des abaissements successifs que l'on fait subir à la température de l'eau.

En pratique, d'ailleurs, cette manière d'agir n'a pas seulement l'avantage de permettre l'accoutumance du malade, ce qui pourtant n'est pas à dédaigner en maintes circonstances, mais aussi et surtout de supprimer les effets nerveux déplorables de l'appréhension exagérée. On rencontre des malades hantés dès la veille par l'idée inquiétante de la douche froide du lendemain, et dont le sommeil, déjà si précaire, est troublé plus ou moins par cette obsession ; des enfants qui crient, trépignent, se débattent avant l'application froide, qu'on est bien forcé d'ailleurs de leur administrer comme on peut, et par à peu près. Dans ces cas, et toute question de sentimentalité à part, on doit logiquement admettre que l'état psychique préalable, la diminution de sommeil, l'excitation nerveuse que produit l'appréhension, font au moins autant de mal qu'une douche froide, imparfaitement donnée la plupart du temps, peut faire de bien.

Ne serait-ce que pour cela, j'avoue que l'eau tiède n'est pas à rayer de l'arsenal hydriatique ; et si le médecin spécialiste, doutant fort et avec raison de ses propriétés curatives, ne l'emploie guère qu'à son corps défendant, il est néanmoins trop heureux souvent de l'avoir à sa disposition. Mais il est bien entendu, au point de vue théorique et doctrinal, que personne n'apprécie sérieusement son action physiologico-thérapeutique, et qu'elle ne doit pas être considérée, ni peu ni prou, comme un succédané de l'eau fraîche.

Son action sur les timorés est d'ailleurs purement morale. Débuter par l'eau tiède n'atténue en rien le désagrément des premières applications froides ; bien au contraire, je crois, pour ma part, que la somme des sensations désagréables est alors plus grande qu'avec l'eau froide d'emblée : tel le baigneur pusillanime qui entre pas à pas dans une rivière, éprouvant une nouvelle sensation à chaque centimètre qui s'immerge, au lieu d'une sensation unique, plus vive peut-être, mais plus instantanée et pas plus désagréable assurément, en s'y jetant tout d'une pièce.

Pour toutes ces raisons, on peut dire que, n'était son action morale bienfaisante, le temps passé à un début de traitement par l'eau tiède est du temps perdu pour le résultat thérapeutique, en grande partie du moins.

Comme indications de l'eau tiède, ce que nous venons de dire jusqu'ici constitue à peu près exclusivement des contre-indications de l'eau froide. Cependant l'action légèrement sédative de la tiédeur de l'eau permet de l'utiliser avec succès dans les cas d'éréthisme nerveux, de *faiblesse irritable* très accusée, où l'eau, même simplement fraîche, exaspère parfois le système nerveux, provoque des névralgies, des troubles cardio-pulmonaires, une diminution de sommeil : c'est peut-être la seule indication vraiment médicale de l'eau tiède ; et encore, n'est-ce pas là seulement une nouvelle contre-indication de l'eau froide ?

La *tiédeur de l'eau* n'est donc, à proprement parler, rationnellement indiquée en aucune circonstance. Mais si, à ce facteur hydrothérapique sans influence, on en joint d'autres pouvant avoir une action plus nette, comme la pression et le choc de l'eau, les frictions et l'exercice musculaire consécutifs, il n'en sera plus ainsi, et l'on pourra dire que les *applications tièdes* ont parfois une action réelle et des indications positives. C'est ainsi que (sans m'étendre sur cette question de la pression qui reste en dehors de mon sujet), avec l'eau tiède et une pression suffisante, on obtiendra parfois les effets excitants d'une petite douche fraîche, moins la sensation et l'hypothermie consécutive.

Indications de la chaleur de l'eau. — Elles sont plus nettes que celles de la tiédeur. Ce qui domine dans l'action physiologique de l'eau chaude, c'est, au point de vue local, la *sédation* nerveuse et la *révulsion* sanguine, et, au point de vue général, la *sédation* encore, avec l'*hypofonctionnalisme* et l'*hyponutrition*. Aussi la première indication de la chaleur de l'eau peut-elle se formuler ainsi : au symptôme *douleur* correspond en hydrothérapie l'élément *chaleur*, que celle-ci soit utilisée sous forme de douche, de bain de vapeur, d'étuve sèche, je pourrais et j'allais dire de simple cataplasme.

Les manifestations douloureuses les plus fréquentes sont incontestablement celles qui sont la conséquence de l'irritation, de la congestion ou de l'inflammation névritique des filets nerveux sensitifs ; aussi les *névralgies* sous toutes leurs formes constituent-elles l'indication journalière de l'eau chaude. Mais la sédation que procure celle-ci trouve tout aussi bien son application dans les cas d'irritation et d'excitation fonctionnelle des diverses régions de l'axe cérébro-spinal ou de ses ramifications périphériques : agitation mentale, motrice ou sensorielle, crises convulsives symptomatiques, crampes, etc. Dans ces cas, l'*hypofonctionnalisme* se joint à l'action sédative de l'eau chaude pour produire le résultat thérapeutique, tandis que, contre les névralgies, c'est la combinaison de la *sédation* avec la *révulsion cutanée* sur le trajet du nerf qui est plutôt utilisée.

Une autre indication générale de l'eau chaude est l'*hypernutrition*, et spécialement la désassimilation trop active. L'hypernutrition proprement dite se produit quand les phases de la nutrition générale, l'absorption, l'assimilation et la désassimilation des ingesta, s'accomplissent, normalement peut-être, mais avec une rapidité exagérée, comme chez les gens fort mangeurs, *auxquels ça ne profite pas*, selon l'expression courante. Dans ces cas, comme dans ceux du reste où la désagrégation interstitielle, la désassimilation chimique seule est trop active (phosphaturiques, diabétiques maigres, etc.), il semble bien que les applications chaudes doivent avoir une heureuse influence sur l'état général. J'en parle en théorie d'ailleurs, l'occasion ne s'étant pas encore présentée de mettre en pratique d'une façon suivie ces idées rationnelles. En tous cas, il est évident que les applications chaudes auraient au moins pour avantage d'assurer le bon état des fonctions éliminatoires de la peau, si indispensable en pareilles circonstances.

Les indications purement locales de l'eau chaude sont

basées, comme les indications générales que nous venons d'exposer, sur son action sédative et révulsive locale ; aussi ne répéterons-nous pas que les névralgies, les névrites sont les affections qui réclament le plus fréquemment son emploi. Viennent ensuite les diverses localisations de la diathèse rhumatismale sur les masses musculaires (lumbago), sur les tissus périarticulaires, sur les terminaisons nerveuses sensitives (douleurs erratiques, rhumatoïdes, etc.), sans qu'il soit possible de tout énumérer.

Enfin l'action révulsive et hyponutritive locale de l'eau chaude permet aussi de l'utiliser comme agent antiphlogistique et de résorption, dans certains cas d'inflammation subaiguë et hyperplasique, notamment des séreuses articulaires et des tissus conjonctifs périarticulaires.

De la douche écossaise. — Mais l'eau chaude, employée localement et surtout en applications générales, ne peut pas ne pas avoir certains inconvénients, sérieux à la longue, qui sont comme les défauts de ses qualités : je veux parler de l'*hyposthénie*, conséquence de la sédation fonctionnelle répetée, et aussi l'alanguissement progressif de la nutrition générale, suite du ralentissement des phénomènes chimiques et dynamiquee qui se passent dans l'intimité des tissus.

On a songé à parer à ces inconvénients soit en diminuant peu à peu la température de l'eau employée, soit surtout en faisant suivre immédiatement l'application chaude d'une projection froide, vive et courte : c'est ce qu'on a appelé du nom assez bizarre et fort peu significatif de *douche écossaise.*

La physiologie de la douche écossaise n'est pas à faire, et n'a pas été faite, sans doute pour la bonne raison qu'elle est impossible à faire. C'est que ses effets immédiats sont le produit du mélange, en proportions variables, de l'action du froid et de l'action du chaud ; ils peuvent varier en *qualité*, selon que prédomine l'une ou l'autre de ces actions ; ils varient toujours en *quantité* d'après la durée proportionnelle d'application, d'après aussi la température respective des eaux employées. Il en résulte que, selon les cas, les eaux chaude et froide laissent chacune une certaine fraction d'action, le reste étant annulé ou modifié par l'action contraire.

C'est le cas spécialement pour l'action thermique ; après une douche écossaise, on peut trouver soit une élévation, soit un abaissement de la température centrale ; et, pendant la période qui suit, on observera tantôt une hyperthermie graduellement descendante, comme après les applications chaudes, tantôt une hypothermie progressivement ascendante, comme après l'eau froide.

En fin de compte, la douche écossaise, dans ses conditions habituelles d'application (eau chaude prolongée, eau froide vive et courte) n'est qu'une douche chaude plus ou moins modifiée et atténuée ; elle a pour résultat tangible immédiat d'enlever rapidement l'excès de calorique emmagasiné par la peau, de diminuer ainsi l'hyperthermie organique consécutive, par suite l'hyposthénie et l'hyponutrition, c'est-à dire les deux inconvénients principaux des applications chaudes. L'action sédative de celles-ci n'est pas sensiblement diminuée par quelques secondes d'eau froide terminale, et leur action révulsive semblerait plutôt augmentée par l'adjonction de l'action du froid et d'une vive percussion.

Le résultat thérapeutique, conséquence rationnelle d'effets physiologiques irréguliers, n'a rien de bien stable. Cependant on peut conclure, par ce que nous disions ci-dessus de la douche écossaise ordinaire, que celle-ci, tout en ayant fondamentalement les propriétés des applications chaudes, en garde plus spécialement les vertus sédatives et révulsives locales, après en avoir dépouillé plus ou moins les inconvénients, la débilitation et l'alanguissement de l'état général.

Les indications des douches écossaises sont, par suite, presque exactement celles des douches chaudes, dont elles n'ont que peu ou pas les contre-indications. Je n'aurai pas à décrire une seconde fois ces indications générales, et me contenterai de citer tout particulièrement les effets bienfaisants des douches écossaises dans les cas de névralgies névritiques chroniques, spécialement de douleurs sciatiques.

Mais il est une indication de la douche écossaise que je tiens à signaler ici, précisément parce qu'elle lui est un peu particulière, et très empirique : c'est l'adipose cutanée. Il m'a maintes fois paru que, chez les personnes dont la peau, spécialement abdominale, est doublée d'un épais pannicule adipeux, les meilleurs et plus rapides résultats étaient obtenus par l'alternance des deux températures. Je dois dire toutefois que de légères variantes à la douche écossaise ordinaire sont utiles, si l'on veut faire rendre à cette douche tout ce qu'elle peut donner en pareil cas. C'est ainsi que la température de l'eau chaude doit être à l'extrême limite de la tolérance organique, et l'eau froide aussi froide que possible; dans ces conditions, la durée respective d'application sera sensiblement égale pour les deux eaux. Ce simple détail a une grande importance, car on conçoit que la douche écossaise, ainsi appliquée, se rapprochera plus par ses effets généraux physiologiques et thérapeutiques des douches froides que des douches chaudes ; elle sera écossaise de nom, grâce à l'alternance des températures, mais différera profondément de la douche écossaise ordinaire par les résultats immédiats et progressifs qu'elle permet d'obtenir.

Localement et immédiatement, on observe, avec cette douche, que la *réaction cutanée*, souvent difficile à obtenir avec un derme de faible vitalité circulatoire, encombré par l'adipose, est prompte et énergique, assurant ainsi tout au moins une réaction thermique normale.

Au point de vue des résultats généraux plus ou moins lointains, d'ordre nutritif, la résorption des produits qui encombrent la peau et même les viscères est d'une étonnante rapidité, et naturellement les divers inconvénients d'une surcharge graisseuse générale vont s'atténuant parallèlement.

Ces effets sur la nutrition générale s'expliquent, selon moi, par la prédominance d'action de l'eau froide dans cette douche écossaise ; mais leur rapidité accélérée, quelle en est la cause? Est-ce l'échauffement préalable de la graisse qui favorise sa dissolution, pour ainsi dire, et sa reprise par le torrent circulatoire ? Est-ce l'hyperactivité circulatoire de la peau qui permet l'entraînement et l'élimination plus rapide des produits encombrants déposés dans l'épaisseur des tissus? L'eau chaude préalablement employée aurait-elle pour effet de ralentir l'absorption et l'assimilation, pendant que l'eau froide terminale activerait par son action oxydante générale les combustions intimes et l'élimination ?

Je ne sais, et crois plutôt à une action complexe, à un mélange de ces divers modes d'action que je viens de citer : il y a, selon moi, un peu de tout cela dans le résultat final.

Quoi qu'il en soit de l'interprétation, j'ai cru bon de signaler un fait qui souvent m'avait frappé.

Je résumerai ce que je viens d'exposer à propos de l'action et des indications de la température en hydrothérapie en disant que :

Certains hydropathes trop enthousiastes font jouer à la froideur de l'eau un rôle prépondérant, exclusif ; ils semblent dire que l'hypothermie produite est tout, qu'elle est le but principal des applications froides, et, comme conséquence, proposent de rayer de l'arsenal hydriatique les eaux moins hyperthermisantes : c'est un *péché par abus.*

Certains autres, peu hydropathes à la vérité, ne semblent pas attacher à la question *température de l'eau* une importance suffisante, estimant peut-être et à tort que la différence de température ne suffit pas à établir une distinction nette, fondamentale, entre les eaux froide, tiède et chaude, au point de vue de leurs effets physiologiques et thérapeutiques : c'est un *péché par oubli.*

Enfin, dans le monde, on conçoit le mode d'action de l'hydrothérapie en général d'une façon bizarre et irrationnelle, gênant souvent, empêchant même parfois un traitement approprié ; on croit en effet qu'il y a une simple gradation d'action physiologique, thérapeutique, et surtout morbigène, d'après le degré de la température de l'eau : c'est un *péché par ignorance*, quand ce n'est pas par *prévention.*

Prévention, *ignorance*, *oubli* et *abus* m'ont paru dignes d'être combattus, car ils ont tous, en maintes circonstances, de fâcheux inconvénients. Pour ce faire d'ailleurs, je n'ai pas eu à chercher loin : il m'a suffi de rappeler et de préciser les notions physiologiques sur lesquelles se base ou devrait se baser la véritable hydrothérapie scientifique ; cela m'a permis, du moins je le crois, de rendre évidente par un exposé complet cette vérité trop oubliée ou méconnue, que les eaux froide, tiède et chaude ont chacune leurs modes d'action toujours différents, parfois opposés l'un à l'autre. J'ai montré également que, s'il y a gradation dans les effets immédiats et éloignés, celle-ci n'existe que pour les eaux d'une même catégorie, *hypothermales* ou *hyperthermales*, et qu'elle est alors parallèle ou à peu près à l'intensité de la *sensation* froide ou chaude perçue par le malade, beaucoup plus qu'au degré absolu de la température de l'eau.

De la diversité d'action de l'eau, selon qu'elle est plus ou moins au-dessus ou au-dessous de la température cutanée, résultait naturellement la diversité des effets thérapeutiques qu'on en peut obtenir, et par suite la diversité des cas dans lesquels on devait l'utiliser, c'est-à-dire les indications rationnelles des diverses températures.

Il n'y a, comme on a pu le voir, aucune raison médicale d'être exclusif dans l'emploi hydrothérapique de telle ou telle température; au contraire, notre conclusion est que toutes les températures peuvent être fructueusement utilisées en hydrothérapie, à condition de s'en servir à propos. En tous cas la distinction et le choix entre les diverses températures de l'eau à employer devrait toujours être faite avant de commencer un traitement, car la substitution, même temporaire et sans motif médical, d'une température à une autre est toujours irrationnelle, et fréquemment déplorable en résultats (1).

(1) A la séance de la Société des sciences médicales où je terminais cette communication, M. le docteur H. Mollière a bien voulu appuyer de sa haute autorité ce que je venais de dire à propos du traitement hydrothérapique par les douches écossaises chez les obèses. Je ne puis que me féliciter et remercier de cette approbation, qui emprunte à la situation scientifique et à la compétence toute spéciale de son auteur une plus grande importance.

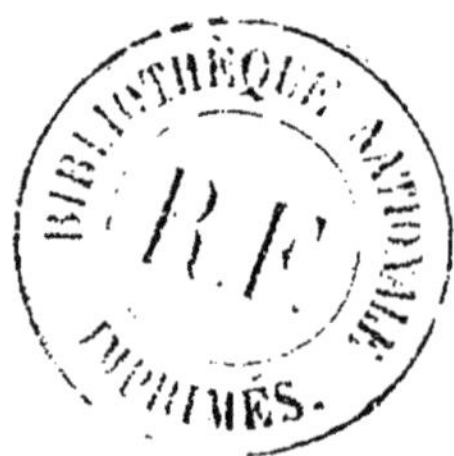

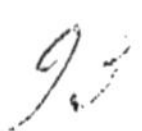

www.ingramcontent.com/pod-product-compliance
Ingram Content Group UK Ltd.
Pitfield, Milton Keynes, MK11 3LW, UK
UKHW020405220726
13923UKWH00004B/1744